I0070581

SOCIÉTÉ DU COMMERCE, DE L'INDUSTRIE & DES ARTS

de l'arrondissement de COSNE (Nièvre)

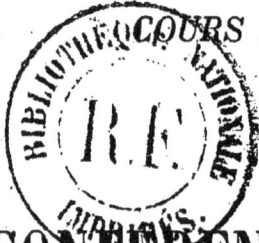

COURS DES JEUNES FILLES

✳

CONFÉRENCE SUR L'HYGIÈNE

ET LA TRANSMISSION

DES MALADIES CONTAGIEUSES

PAR

Mme Albert PASQUET

Vice-Présidente

COSNE. — IMPRIMERIE A. BUREAU

1905

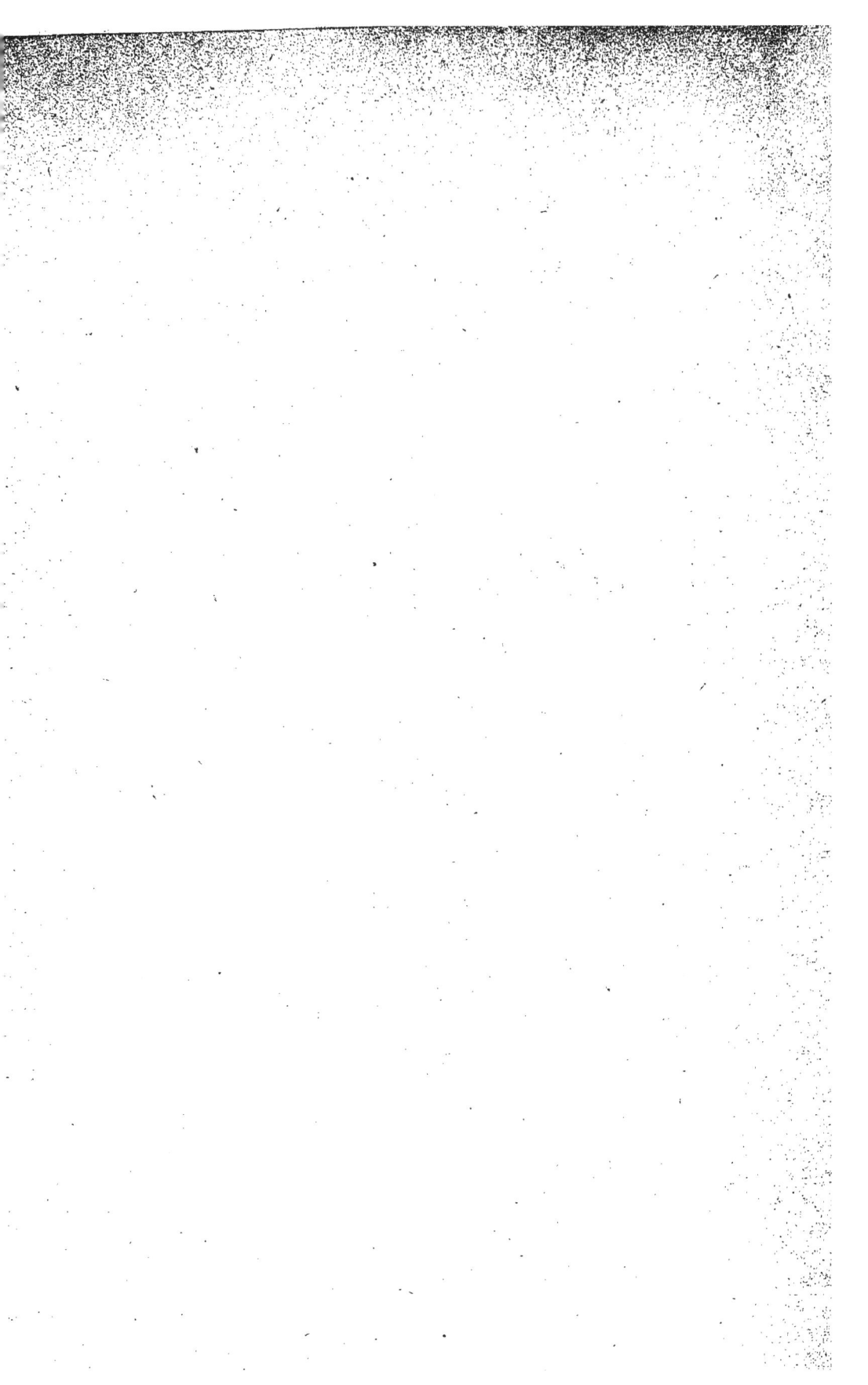

SOCIÉTÉ DU COMMERCE, DE L'INDUSTRIE & DES ARTS

de l'arrondissement de COSNE (Nièvre)

COURS DES JEUNES FILLES

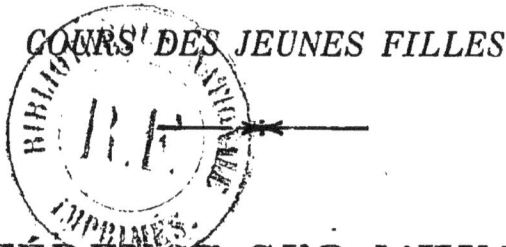

CONFÉRENCE SUR L'HYGIÈNE

ET LA TRANSMISSION

DES MALADIES CONTAGIEUSES

PAR

Mme ALBERT PASQUET

Vice-Présidente

COSNE. — IMPRIMERIE A. BUREAU

—

1905

MESDEMOISELLES,

Bien des siècles avant les découvertes de l'illustre savant Pasteur, on avait émis l'opinion que certaines maladies contagieuses, la peste notamment, étaient dûes à des animalcules répandus dans l'air. Ces observations, faites il y a environ deux mille ans, puis formulées de nouveau au Moyen âge et dans les siècles derniers, furent, à chaque tentative, acceptées par un grand nombre de savants, puis abandonnées, faute de preuves concluantes.

Vers 1843, Raspail essaya de faire revivre cette doctrine. Ne pouvant, pas plus que ses devanciers, l'appuyer d'aucune expérience précise, il ne réussit qu'à s'attirer les moqueries de ses confrères. En effet, ses idées étaient en complet désaccord avec celles de l'époque : on n'admettait pas qu'un corps solide pût s'introduire à travers les parois des vaisseaux dans la circulation.

En 1850, Davaine aperçut avec Rayer, dans le sang d'animaux morts du charbon, de petits corps filiformes, raides, immobiles, d'une longueur double du diamètre des globules du sang. Les mêmes observations furent faites par Pollender et Brauell en Allemagne, de 1855 à 1857, mais aucun savant n'en comprit la signification. [1]

Quelques années plus tard, Pasteur fit paraître ses premiers travaux sur les fermentations. Dans les organismes

(1) J. ROCHARD. — Traité d'Hygiène publique et privée.

découverts, plusieurs se rapprochaient des petits bâtonnets entrevus par Davaine et celui-ci se demanda s'il n'avait pas eu affaire à des organismes vivants. Deux ans plus tard, s'étant procuré un mouton mort du sang de rate, il retrouva les éléments de ses premières observations. Il inocula ce sang à des animaux qui moururent promptement et chez lesquels il retrouva des myriades de bactéries identiques. Il conclut donc que ces corpuscules étaient des êtres organisés, doués de vie et que ces êtres agissaient en décomposant le sang à la manière des ferments.

C'est donc à Davaine que nous devons la découverte de la transmission des maladies contagieuses par le microbe pathogène, mais c'est à Pasteur que nous devons le développement de cette découverte et son étude approfondie nous montrant le remède après nous avoir exposé les causes du mal. Dans ses expériences sur la bactéridie charbonneuse, il a démontré comment cette maladie se produit et pénètre dans tout l'organisme. Ses travaux sur certaines maladies contagieuses des poules, des vers à soie ont prouvé clairement que sa doctrine était basée sur l'évidence la plus absolue. Puis, pour l'examen approfondi de la transformation de ces micro-organismes, il fallait les faire évoluer dans un monde artificiel et visible. Il créa la méthode des cultures et put constater la préférence de certains milieux pour des microbes de natures différentes.

La suite de ces expériences, conduites avec la science la plus habile, nous a appris comment les microbes passent du monde extérieur dans l'organisme et comment les bactéridies se reproduisent. Leur reproduction par des spores leur donne une vitalité incomparablement plus grande qu'à l'état parfait. Après les avoir atténués par certains procédés trop savants pour que nous puissions en faire la description ici, l'illustre praticien les inocula à l'homme comme aux animaux et les rendit insensibles à l'action des microbes les plus virulents.

Il est donc possible aujourd'hui d'assigner un rôle précis

aux microbes pathogènes, de connaître leurs évolutions dans l'économie et les troubles dont ils sont cause. Ce point est de la plus grande importance pour l'hygiène, car la propagation des maladies infectieuses et contagieuses est basée sur ce principe.

Les micro-organismes se trouvent dans l'air, les eaux, le sol. Dans l'air, ils sont promptement détruits par la dessication et l'action de la lumière solaire. Tombant sur le sol qui les retient par son humidité ou ses poussières, beaucoup peuvent se transmettre par ces poussières se mêlant si facilement à l'air que nous respirons. L'eau est pour eux le véhicule le plus favorable. Elle est l'agent du choléra, de la fièvre typhoïde. Le charbon, la tuberculose, peuvent se transmettre par cette voie ; cependant, elle n'est qu'un milieu de transition, les microbes ne vivent pas longtemps dans l'eau, ils y sont détruits peu à peu et plus rapidement quand ils tombent dans la mer. On doit dire pourtant que certains microbes résistent énergiquement à ce dernier milieu. On a retrouvé notamment le bacille du choléra en pleine activité au bout de trente-cinq jours d'immersion. Il est donc très dangereux de jeter des immondices et des déjections dans les bassins et les ports. [1]

Le sol humide est un excellent terrain de culture pour certains bacilles ; le bacille du charbon, du tétanos y résident habituellement, mais le meilleur agent de transmission est la matière organique à l'état de décomposition, et le corps des animaux vivants.

L'introduction des microbes dans l'organisme a souvent lieu par les muqueuses. Celles-ci sont en contact permanent avec l'air extérieur, elles ont un revêtement moins épais que la peau et de ce fait sont plus aptes à se laisser traverser par ces infiniments petits. Il est donc excellent, si l'on craint une contagion quelconque, de se laver le visage, l'intérieur du

---

(1) J. ROCHARD. — Traité d'Hygiène publique et privée.

nez et de la bouche avec une solution boriquée à 4 %, ainsi que les mains, souvent mises en contact direct avec des éléments contaminés. Les aliments sont aussi de terribles agents de transmission. On ne saurait prendre trop de précautions en les préparant. La cuisson détruit les microbes, mais il faut qu'elle soit complète pour certains produits de qualité douteuse. Les légumes destinés à être mangés crus : salade, radis, etc., doivent être soumis à un nettoyage consciencieux à grande eau ; on doit faire de même pour les fruits qu'on ne pèle pas.

L'emploi de l'eau bouillie est une excellente précaution dans les villes dont le sol est perforé de puits et de fosses d'aisances. Forcément, des infiltrations se produisent et des bacilles dangereux peuvent faire leur apparition. On prétend que l'eau bouillie, devenue plus lourde par suite de l'ébullition, est nuisible à la santé. Il est facile de lui restituer ses propriétés primitives en la battant quelques instants. L'air s'introduit de nouveau et la rend plus digestive. En prenant ces précautions, il est facile d'éloigner beaucoup de chances de contamination. Cependant il arrive trop souvent que, par suite de l'incurie de gens soignant un contagieux, ces chances de contamination se multiplient de façon la plus maladroite... Je dirai plus : « criminelle ». On peut commettre de véritables assassinats en laissant sortir un malade à peine guéri, répandant autour de lui des germes funestes.

Une des maladies les plus fréquentes et les moins soignées est la coqueluche. Les enfants vont et viennent en pleine contagion et des parents d'une indifférence impardonnable les envoient jouer avec d'autres pauvres petits, non atteints, gagnant à ce contact des semaines de souffrances et quelquefois la mort. Nous ne saurions trop blâmer une semblable manière de faire. Les coquelucheux devraient être condamnés à l'isolement le plus complet ou conduits dans des sanatoriums spéciaux, où ils trouveraient l'air pur et les soins nécessaires à leur état, car cette maladie microbienne est plus dangereuse qu'on ne pense ; elle amène souvent des complications graves et inattendues.

Il faudrait qu'une mère de famille eût assez de cœur pour savoir respecter la santé des autres, et pourtant combien ne craignent pas de monter avec un malade dans un compartiment de chemin de fer où se trouvent d'autres enfants. Au bout de dix à quinze minutes on entend la toux stridente et sifflante du petit voyageur. On insinue, le plus naturellement du monde, qu'il est dans cet état depuis trois ou quatre semaines ; il n'y a donc pas à douter de la nature de la maladie. Malheur à la pauvre famille, payant quelquefois si cher le sans-gêne de ces insouciants redoutables.

Les gens obligés de voyager avec des enfants malades devraient en faire la déclaration, leur compartiment mis en quarantaine devrait ensuite être soumis à la désinfection. Ce serait chose très facile pour les Compagnies, possédant généralement un outillage parfait. Il faut si peu de chose pour transmettre une contagion ! J'ai constaté un cas de coqueluche prise par un enfant pour avoir joué avec des objets ayant servi deux mois auparavant à un petit camarade souffrant de cette maladie.

Il y a trois ans, notre ville de Cosne a été infectée d'une épidémie, dont le début coïncidait avec l'arrivée de deux jeunes Parisiens, auxquels on avait conseillé un changement d'air. On ne saurait approuver ce régime prescrit par la Faculté, ne réfléchissant pas toujours aux effets désastreux qu'il peut produire dans des régions où l'état sanitaire est satisfaisant. On ne fait pas assez en France pour l'hygiène publique. Il y a là une lacune qu'il serait urgent de combler. Beaucoup de parents agissent encore avec la plus grande légèreté, lorsqu'ils ont des convalescents de maladies éruptives. La varioloïde, la rougeole, la scarlatine, se transmettent avec facilité effrayante, surtout à la fin, lorsque la peau se détache, soit en lambeaux, soit en pellicules ou en poussière. Le malade n'a plus la fièvre,

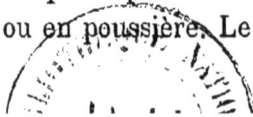

il mange, ses forces sont revenues, il fait un temps propice, vite on l'emmène en promenade sans rien avoir désinfecté. Il frôle les passants, sème autour de lui des milliers de bactéries qui ne sont pas perdues pour tous, malheureusement ; on est étonné ensuite qu'un cas isolé soit le début d'une épidémie funeste, ou plutôt on n'y pense pas ; on met cela sur le compte du mauvais air qui souffle. Il serait pourtant si facile de prendre quelque souci de la santé des autres tout en entourant les siens de sollicitude. Pour l'évolution d'une maladie éruptive il faut quarante jours de claustration. Pendant ce temps strictement limité, vous éviterez de vous servir du balai, vos chambres seront lavées chaque jour avec un linge imbibé d'un désinfectant, vous vous priverez de secouer les tapis par les fenêtres, ainsi que les vêtements, ce qui est d'ailleurs défendu, ce procédé pouvant être désastreux pour les voisins et les promeneurs. Il ne faut pas être égoïste, nous devons songer aux irréparables malheurs pouvant résulter d'un moment d'oubli, car une maladie bénigne chez celui qui la communique, peut devenir mortelle chez celui qui l'attrape.

Loin de se faire ce raisonnement, ces parents sans scrupules ou ignorants jusqu'à l'insconscience ne se bornent pas à une promenade. Heureux de se débarrasser pendant quelques heures d'un convalescent leur ayant coûté des journées de soins et d'esclavage, ils le réexpédient aux écoles, aux catéchismes, aux offices religieux, en plein état de desquamation, propageant à qui veut les prendre les rougeoles et les scarlatines les plus malignes. Souvent on n'a point appelé le médecin, si la maladie a suivi son cours normal. La plupart du temps, si le docteur donne des soins, il fera ses recommandations. Neuf fois sur dix on ne l'écoutera pas. « Enfermer pendant si longtemps un enfant qui n'est plus malade, le baigner, mais à quoi bon ? » Et cette funeste manière de juger les choses est souvent l'arrêt de mort de plusieurs innocentes victimes payant de leurs souffrances l'égoïsme et l'incurie de gens se prétendant bien intentionnés et incapables de faire le mal. Ces gens-là, nous ne craignons pas de le dire, devraient être passibles de poursuites judiciaires.

En résumé :

Toutes les fois qu'il se rencontre un cas de maladie contagieuse, une déclaration doit en être faite aux autorités, se chargeant alors de prendre telle mesure pour la sécurité publique. La loi existe, il faut s'y conformer.

Les maladies comprises dans cet ordre de choses sont entre autres : « Le choléra et les maladies choifériformes, la variole et la varioloïde, la scarlatine, la suette miliaire, la diphtérie, la fièvre typhoïde, le typhus exanthématique, les infections puerpérales, etc...» Le Comité consultatif, pendant les discussions, précédant l'adoption de cette loi, y avait ajouté la coqueluche, la rougeole et l'érésypèle. Il est bon aussi de se prémunir contre ces affections aussi néfastes que les autres dans certains cas. Il est donc de toute nécessité lorsqu'il se rencontre le cas d'une des maladies précitées, d'en faire la déclaration ou ne point s'opposer à celle que le médecin veut faire. Les questions scrupules ou amour-propre, doivent être écartées, pour des raisons d'un ordre infiniment supérieur et humanitaire.

Si le malade n'est pas transporté à l'hôpital et qu'il soit soigné à domicile, il est urgent de prendre des mesures énergiques. La première est l'isolement. On doit choisir la pièce la plus écartée et la disposer de façon à installer le contagieux confortablement, tout en supprimant les meubles inutiles au service. On enlèvera les tentures et les tapis, les grands rideaux. Un nettoyage à fond sera pratiqué, toutes les fenêtres ouvertes pour aérer, puis on allumera un feu clair pour égaliser la température avec celle de la chambre que le malade doit quitter. On disposera le lit de manière à en pouvoir faire le tour et la tête sera placée de telle façon que le jour n'arrive pas sur les yeux du malade. Ceci fait, ou le transportera avec précaution dans ce lit préablement bassiné. Les garde-malades seules devront avoir accès dans la chambre. S'il s'agit de variole, il faut qu'elles aient été récemment vaccinées. Comme il est impossible de s'isoler totalement, il est indispensable d'avoir des blouses de toile enveloppant complètement le costume et serrées au cou et aux poignets. Ces blouses, pouvant être facilement passées à la lessive, seront renouvelées souvent. On les quittera en sortant de la chambre du malade et on les remettra en en franchisssant le seuil. Avant de prendre contact avec des personnes saines, la garde devra se laver les mains et le visage à l'eau boriquée, se rincer la bouche à l'eau bouillie. Jamais on ne doit manger dans la chambre d'un contagieux. La propreté la plus scrupuleuse doit entourer ce dernier. Son linge doit être fréquemment changé ainsi que ses draps et sa taie d'oreiller. Le tout ne sera envoyé au blanchissage qu'après avoir été trempé dans un baquet ou un seau rempli d'une solution désinfectante. Pour cela on pourra se servir du sulfate de cuivre à 50 gr. par litre ou de chlorure de chaux à la même dose. d'acide phénique à 5 %, de bichlorure de mercure au millième ou d'émulsion de crésyl entre cinq et dix pour cent.

La solution antiseptique sera aussi employée pour les selles du malade et les liquides ayant servi pour sa toilette ou ses lotions. Rien ne devra sortir de la chambre pour être jeté dans une fosse d'aisance ou ailleurs, sans cette précaution fondamentale.

Si le transport du malade doit avoir lieu de sa maison à l'hôpital, et que son état lui permette d'effectuer ce trajet en voiture, cette dernière devra être désinfectée énergiquement après la course. Il existe dans les pays étrangers et particulièrement en Angleterre, des pénalités très sévères contre les cochers négligeant cette formalité. En France on s'est occupé depuis trop peu de temps des chances de contamination par les véhicules.

Il y a maintenant à Paris deux stations de voitures spéciales soumises à toutes les lois de l'antisepsie. En province, rien de semblable, c'est à nous à avoir l'initiative de prendre les précautions nécessaires après le transport d'un contagieux.

La maladie terminée, soit par la guérison, soit par un dénouement fatal, ou bien le patient éloigné du local ayant primitivement servi, celui-ci doit être désinfecté d'une façon radicale. Il existe plusieurs moyens à la portée de tous pour le faire. Le plus connu dans nos régions est celui pratiqué avec les vapeurs dégagées de la combustion de la fleur de soufre produisant l'acide sulfureux. On met une quantité de soufre variant entre un et cinq kilos dans un vase solide placé au milieu de la chambre, celle-ci hermétiquement close contient tous les objets ayant servi au malade. La literie sera dispersée, les placards et les meubles seront ouverts, le linge et les vases placés autour de la chambre. Avec quelques gouttes d'alcool jetées sur le soufre, l'incandescence commence promptement au contact d'une allumette. On sort, et la porte fermée ne doit s'ouvrir que plusieurs heures après l'opération. Le lendemain, une aération complète et prolongée dissipe l'odeur assez âcre restant de cette désinfection très primitive et jugée pendant longtemps comme devant donner toute sécurité. Aujourd'hui ce moyen tombe en désuétude ainsi que les parfums et le chlore. L'action de ces divers produits chimiques a été considérée comme incertaine dans le laboratoire Pasteur, les microbes pathogènes ayant survécu à des expériences faites ; de plus, l'acide sulfureux et le chlore attaquent les métaux et peuvent détériorer certaines étoffes. On se sert aujourd'hui d'acide phénique, de bichlorure de mercure ou sublimé. Le premier s'emploie en solution forte à 5 %, faible à 2 %. Le bichlorure de mercure s'emploie au millième ou au 2000me. On parle beaucoup du formol. Ses propriétés antiseptiques lui ont fait donner la préférence sur les autres désinfectants, excepté sur le sublimé et l'acide phénique, conservant jusqu'ici la première place. On a construit des appareils permettant la désinfection des grands locaux en quelques heures. A l'hôpital Cochin, notamment, ils opèrent sur un espace de deux à trois cents mètres cubes de capacité à raison de 3 fr. par cent mètres. La force de pénétration du formol est grande, son odeur résiste peu, il n'altère ni les bois, ni les étoffes, ni les métaux. C'est un désinfectant d'autant plus précieux pour les villes de province qu'à défaut de grands appareils, on peut facilement s'en procurer de petits, pouvant donner d'excellents résultats. Cependant, rien ne vaut, pour certains objets de literie, la désinfection par la vapeur. On a construit des étuves portant la chaleur à 110-115°. Notre hôpital de Cosne possède un appareil de ce genre construit avec les derniers perfectionnements d'après le système Vaillard. Son installation sur roues permet de le conduire à domicile. Moyennant une location, chacun peut l'utiliser pour son service lorsqu'il a soigné chez lui une maladie contagieuse. Aucun microbe ne résiste à ces températures excessives. Voici les conditions et l'aperçu de son fonctionnement :

La location est de 12 francs par étuvée, pouvant contenir un matelas et un lit de plumes de dimensions moyennes. Le combustible et le transport sont à la charge du locataire ; l'hôpital fournit un homme pour la manœuvre. Les objets à désinfecter sont introduits par une porte placée à l'arrière et donnant accès dans un vide muni d'une tôle perforée, livrant passage à la vapeur. L'appareil se chauffe au bois. Un manomètre indique la température à laquelle on doit arriver pour une destruction complète des microbes.

La ville de Paris a organisé depuis quelques années un service de désinfection fonctionnant à merveille et avec une promptitude vraiment remarquable. On peut téléphoner à l'établissement de la rue des Récollets par les mairies, les postes de police, etc... Peu après apparaissent les voitures munies de tous les appareils requis en pareil cas, des hommes

se revêtent de vêtements de travail, ils entrent avec précaution
dans l'appartement à désinfecter et commencent par en mouil-
ler le plancher avec une solution de sublimé, ils étendent alors
un grand drap de toile forte imbibée de la liqueur désinfectante et y ramassent sans mouvements violents, les vêtements,
les objets de literie, les tapis, les tentures, puis ils envoient le
paquet à l'étuve. Les objets ne supportant pas l'immersion ou
ne pouvant s'enlever sont lavés soigneusement avec des linges
imbibés de sublimé ; les meubles de même et pour tout ce que
le frottement pourrait détériorer, on se sert du pulvérisateur.
Les lits de fer sont démontés et envoyés aussi à l'étuve. Les
ustensiles de cuisine sont plongés dans des vases remplis d'eau
bouillante ; les chiffons, vieux papiers, jouets d'enfants, sont
brûlés dans une des cheminées de l'appartement ainsi que les
linges ayant servi à la désinfection. Les murs, les plafonds
sont lavés à grande eau, s'ils sont peints ; passés au pulvérisateur, s'ils sont revêtus de tentures. Le parquet est nettoyé
le dernier. On procède ainsi de la même façon à la désinfection
des autres pièces en terminant par la cuisine passée à la lessive
de soude et aux cabinets d'aisance dans lesquels on jette une
solution forte de lait de chaux [1].

Ces moyens radicaux ne laissent rien à désirer, si ce n'est
que pour les villes éloignées des grands centres, il est difficile
d'agir avec autant de précision puisque l'outillage complet
manque. C'est donc à nous, à vous, mesdemoiselles d'y sup-
pléer, si malheureusement l'occasion se présente d'expérimen-
ter les ressources sanitaires de notre ville. La liste des désinfectants est établie ; il est facile de connaître les plus efficaces
et de s'en procurer. On a découvert de nouveaux produits qui
feront certainement leurs preuves mais nous devons placer au
premier rang, comme je vous le disais tout à l'heure, les so-
lutions d'acide phénique et de bichlorure de mercure ou su-

---

[1] J. ROCHARD. — Traité d'hygiène publique et privée.

blimé, puis le formol, ayant donné jusqu'ici de bons résultats ; les sels minéraux, le sulfate de cuivre et le chlorure de zinc sont réservés pour la désinfection du linge ; enfin les produits favoris de l'avenir seront peut-être le crésyl, la créosine, le tilol, le salol, le thymol, mais ces substances, assez préconisées, ne sont pas encore suffisamment entrées dans la pratique pour nous inspirer une confiance absolue.

Ces quelques indications, basées sur les observations de savants, dont la science et la pratique ne sont pas à contester, vous aideront, je l'espère, mesdemoiselles, à éloigner les dangers de contagion si graves et pouvant nous menacer à tout instant. Elles seront pour vous et vos familles une sauvegarde, si vous en gardez précieusement le souvenir et si vous vous efforcez de les appliquer à temps.

Ma récompense sera alors grande et enviable, d'avoir ainsi pu être utile à mon aimable et sympathique auditoire,

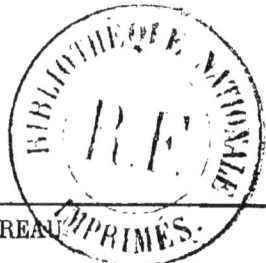

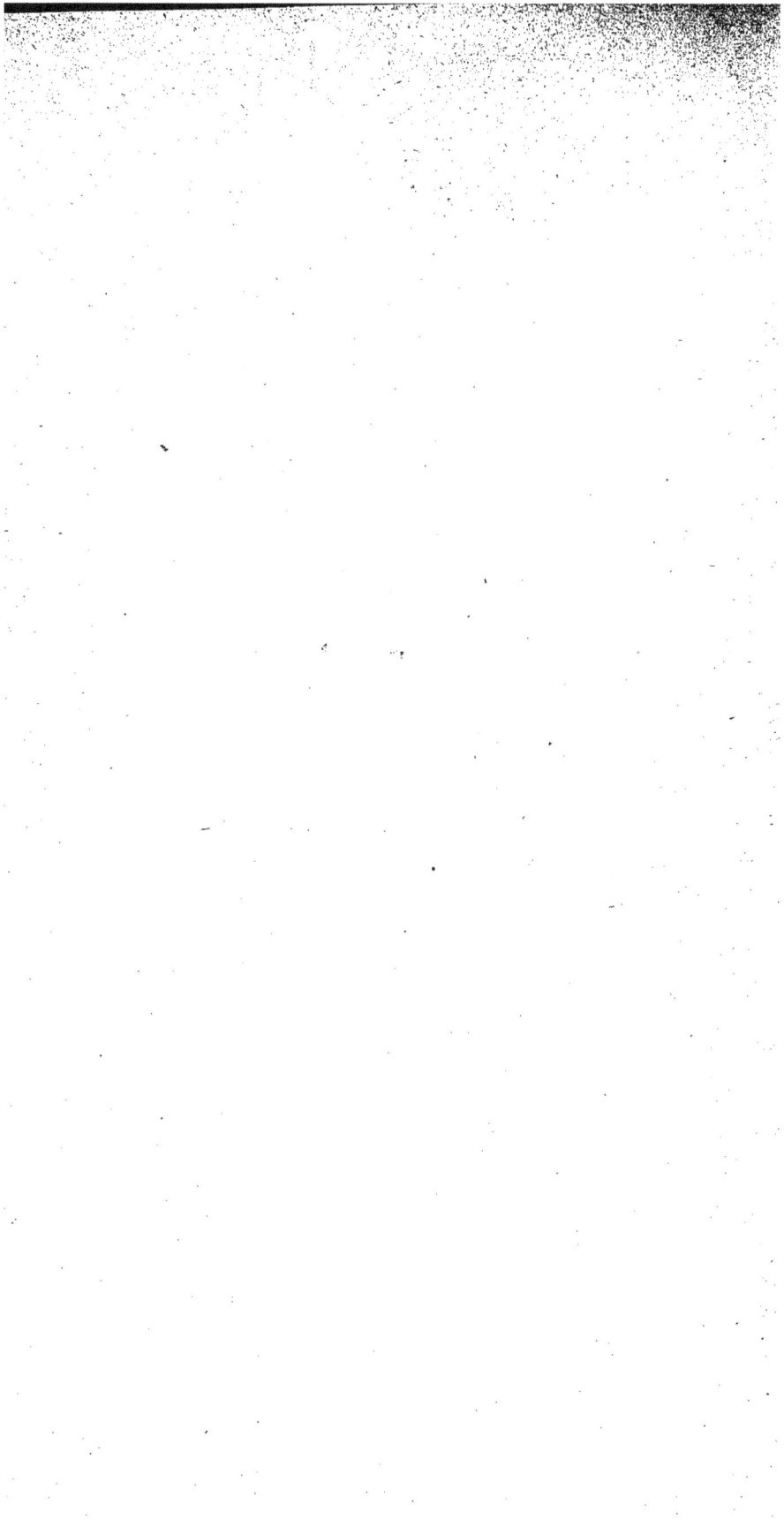

www.ingramcontent.com/pod-product-compliance
Lightning Source LLC
Chambersburg PA
CBHW050439210326
41520CB00019B/5999